PETIT MANUEL

DE L'ART DE

CONSERVER SA SANTÉ

OU

DE LA RÉTABLIR.

Dédié aux personnes qui désirent vivre longtemps

Par Théodore DEIBL,

Débitant de Plantes médicinales, Quai aux Fleurs, 13, à Paris.

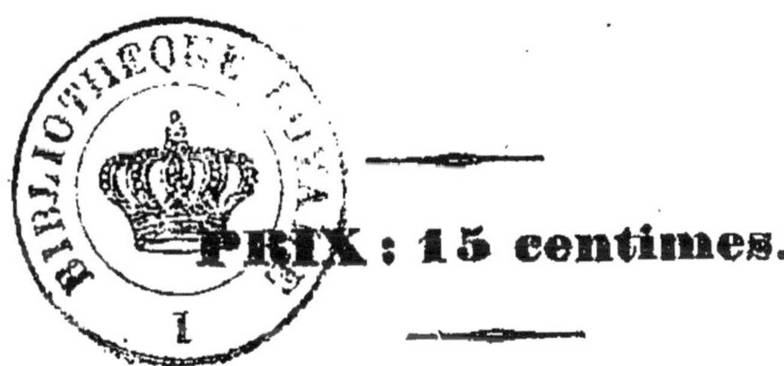

PRIX : 15 centimes.

SE TROUVE CHEZ L'AUTEUR.

1847

Le magasin de Plantes médicinales de Théodore DEIBL est situé quai aux Fleurs, 13, à l'angle de la rue du même nom, au premier étage. Il est ouvert tous les jours de la semaine jusqu'à sept heures du soir, dimanches et fêtes exceptés.

DE L'ART

DE

CONSERVER SA SANTÉ

ou

DE LA RÉTABLIR.

Dans le siècle où nous vivons, il faut l'avouer à regret, la médecine n'est plus un art, mais un article de mode ; c'est à qui découvrira un nouveau remède, le préconisera, en fera une panacée universelle.

Aujourd'hui, le somnambulisme est en faveur ; demain viendra le tour de l'homéopathie, et plus tard, à n'en pas douter, nous verrons, si Dieu nous prête vie, reparaître les sorciers avec leurs sortiléges. Les malades se trouveront-ils mieux de toutes les innovations qui s'ensuivent ?... C'est un problème que je ne prétends pas résoudre : je laisse ce soin à d'autres plus habiles, et il s'en trouvera quelques uns.

Beaucoup de médecins se plaignent de l'état de malaise où se trouve le corps médical, et du nombre de guérisseurs qui pullulent de tous côtés, en leur faisant une redoutable concurrence. Ces Messieurs, il me semble, ne devraient s'en prendre qu'à leurs insuccès dans le traitement de certaines affections qu'ils considèrent comme incurables, lorsqu'ils ont épuisé toute leur artillerie scientifique : c'est-à-dire les sangsues, la saignée, les vésicatoires, cautères, sétons et moxas ; et enfin, pour couronner dignement l'œuvre, des tisanes de mauves et de violettes.

Les sciences médicales enseignées actuellement aux écoles de médecine sont loin de répondre aux besoins et exigences des malades. L'anatomie et la pathologie sont en grande faveur, tandis que l'art de formuler et l'histoire naturelle des drogues simples sont comptés pour rien. Le professeur s'applique à diagnostiquer les prétendues causes des maladies, à palper et ausculter les malades, et n'enseigne à ses élèves aucun mode de guérison. Qu'en résulte-t-il ? C'est qu'on ampute souvent, dans les hôpitaux et ailleurs, des personnes qu'on aurait pu guérir en temps et lieu par des remèdes moins énergiques et plus efficaces ; ou bien encore qu'on emploie une médication anodine qui traîne la maladie en longueur, alors qu'il faudrait, au contraire, des purgatifs ou des détersifs, et vice versâ.

Qu'est-ce qui a détruit la confiance du public en médecine ? C'est qu'il existe dans le corps médical plus de jalousie que d'union ; c'est que deux médecins partagent rarement la même opinion au lit du malade, et paraissent en quelque sorte douter de leur art et des précieuses ressources qu'on peut y puiser : déplorable résultat que produit l'ignorance des drogues simples et de la matière médicale.

Beaucoup de pharmaciens ont suivi, de leur côté, l'impulsion que la médecine leur avait donnée, en rejetant de leur laboratoire la majorité des plantes médicinales usuelles, ou en abandonnant le soin de la récolte de celles qu'ils conservaient encore dans la pratique à des mains étrangères et mercantiles, plus soucieuses de réaliser un bénéfice que de rechercher le moment opportun de la récolte et de la dissection.

Un autre reproche qu'on peut également adresser à quelques uns de ces messieurs, c'est d'avoir voulu corriger si artistement la saveur désagréable de certaines plantes et de certains remèdes, qu'ils sont enfin parvenus à en détruire toute la vertu et l'efficacité.

Quant à moi, persuadé que nos anciens maîtres valent autant que nos nouveaux, à l'aide de mes connaissances en histoire naturelle, en physique et en chimie, depuis nombre d'années je me suis spécialement appliqué à puiser dans les anciens ouvrages les formules des remèdes efficaces contre les affections qui affligent ordinairement l'espèce humaine ; et plus d'une fois, dans la pratique, le succès a répondu a mon attente.

Le SUC ALOETIQUE, par exemple, qu'on trouve aujourd'hui rarement dans le commerce à l'état de pureté, tel qu'il est expédié de l'étranger, est un remède souverain dans une foule d'affections plus ou moins dangereuses, et qui peuvent traîner à leur suite des causes morbides.

Roger Bacon, un des hommes qui ont illustré leur siècle par la diversité de leurs connaissances, affirme que celui qui désire arriver à un âge très-avancé doit en faire un continuel usage.

« Qui vult vivere annos Noë, sumat pilulas de aloë. »

Paracelse, qui parut sur la fin du quinzième siècle, affirme qu'avec son élixir de propriété, dont le suc aloétique fait la principale base, on peut arriver à l'extrême vieillesse.

Le célèbre Stahl va plus loin encore, lorsqu'il avance que le suc aloétique est aussi nécessaire aux hommes que les règles le sont aux femmes.

Si parfois le suc aloétique n'a pas toujours répondu à l'attente de ceux qui en ont fait usage, on ne doit pas s'en prendre à l'infidélité du remède, mais plutôt à sa sophistication avec des substances inertes de prix inférieur.

Le commerce livre à la consommation quatre sortes de sucs aloétiques. C'est à celui qui arrive des Barbades en calebasses que je donne la préférence, fondant mon opinion en ce qu'il m'a toujours réussi dans la pratique, et que, traité par l'acide nitrique, il fournit plus d'acide polychromatique que les autres sucs aloétiques, preuve évidente du choix qu'on doit en faire pour la thérapeutique.

J'ai cru devoir préparer le suc aloétique sous forme de pilules, autant pour en rendre l'emploi facile et le dosage certain, que pour en masquer la saveur amère qui pourrait déplaire à quelques ersonnes délicates ou de faible complexion, qui en eraient l'usage, en dépit du proverbe :

« Ce qui st amer à la bouche convient au cœur. »

Mes travaux sur cette substance m'ont naturellement conduit à l'associer à la crême de tartre, un des grands remèdes de la médecine. C'est un des meilleurs-apéritifs et atténuants, qui tempère l'acrimonie des humeurs, résout les viscosités bilieuses et pousse par les urines. La crême de tartre a en outre l'avantage, ainsi que l'expérience me l'a prouvé, de faciliter, dans le travail de la digestion, la dissolution du suc aloétique auquel il est allié.

Différents motifs m'ont engagé à décrire brièvement la composition de mes pilules sans en faire un secret pour personne. Le malade aime naturellement connaître le médicament qu'il emploie, et celui qui se livre spécialement à une branche de l'art de guérir, doit, selon moi, y apporter tous ses soins, parce que non-seulement ses intérêts y sont attachés, mais même sa réputation. Il doit peu s'inquiéter d'une concurrence étrangère, car la science ne se donne pas, elle s'acquiert.

Les mêmes motifs m'ont déterminé à désigner mes pilules sous le nom de PILULES DE SANTÉ, quoiqu'elles diffèrent essentiellement des grains de santé, quant à la composition, à la forme et à l'action médicamenteuse; mais j'ai pensé leur devoir conserver un nom que le public lui-même leur avait consacré.

Elles peuvent se conserver plusieurs années sans altération, et j'ai eu occasion de m'en assurer. Un négociant en avait emporté au Brésil, il y a trois ans, pour son usage, et il lui en restait encore quelques boîtes lors d'un voyage qu'il fit dernièrement ici : elles jouissaient des mêmes propriétés.

Les **PILULES DE SANTÉ** s'emploient à la dose de trois à quatre par jour ; on les prend ordinairement dans le potage, au repas du soir. Quelques personnes préfèrent les avaler le matin à jeun. Dans l'un ou l'autre cas, elles n'empêchent point de vaquer aux occupations journalières. Ces pilules valent 1 fr. la boîte.

Elles sont utiles quand il faut inciser une *pituite* très-épaisse, très-visqueuse ; elles tempèrent l'acrimonie des humeurs ; elles conviennent particulièrement à ceux qui sont affligés de *maladies chroniques* et opiniâtres causées par des *obstructions dans les viscères*.

On les emploie avec efficacité contre les *maux de tête*, lorsqu'ils sont occasionnés par des embarras gastriques.

Comme incisives, elles réussissent dans le traitement des *rhumatismes goutteux*, parce que ces maladies ont ordinairement leur principal siége dans les viscères abdominaux, qui sont alors affectés d'empâtement. Il est certain qne les pilules, prises habituellement, en éloignent les accès.

Elles sont d'un effet assuré dans le traitement des *fleurs blanches* et des *pâles couleurs*, de la langueur du *flux menstruel* occasionné par faiblesse ou fatigue, ou lorsque les *règles* manquent, non par pléthore, sécheresse et irritation, mais quand la cause de ce dérangement est un sang mal constitué, *un empâtement glaireux de la matrice*, un défaut de sensibilité dans cet organe, à raison duquel le sang menstruel n'y est point appelé. Dans ces cas, leur action est d'autant plus efficace, qu'elles rectifient les *digestions*, rétablissent l'action de l'estomac, embarrassé par l'épaississement du suc gastrique.

Comme apéritives, les Pilules de santé sont employées dans beaucoup de *jaunisses*, et il y en a peu qui ne cèdent à l'usage de ce remède, qui résout la *bile*, facilite son cours et l'évacue par les selles. C'est pourquoi il est très-utile dans les *engorgements du foie* non squirrheux, dans les *hypochondriacismes* occasionnés par l'obstruction des viscères abdominaux, et même dans les *engorgements du poumon* et les *palpitations de cœur*.

Ce médicament agit dans beaucoup d'*hydropisies*, surtout quand elles proviennent à la suite de sécheresses, de maladies inflammatoires, ou qu'elles sont compliquées avec éréthisme. Il est alors très-utile, parce qu'il agit sans astreindre ou donner trop de ton, vu son association à la crême de tartre.

Le suc aloétique, ainsi que le fait observer judicieusement M. Valmont de Bomare, dans son Dictionnaire d'histoire naturelle, convient non-seulement aux grands et aux riches qui vivent dans la bonne chère, et dont l'estomac, fatigué par le travail continuel de la digestion, a quelquefois besoin d'être animé et fortifié par ce remède, mais il est encore indispensable dans la médecine du pauvre et de l'artisan, qui vivent de privations et de labeurs. Comme tonique, il dissipe les *faiblesses et aigreurs de l'estomac,* excite l'appétit et chasse la mélancolie. Il convient dans les hoquets et les envies de vomir qui dépendent d'une matière glaireuse fixée vers le cordial, dans les *coliques* occasionnées par une pituite très-tenace et devenue âcre par son séjour, ce que les anciens nommaient *pituite vitrée;* maladie ordinaire aux gens sédentaires. J'ai vu plus d'une fois de ces affections, contre lesquelles des praticiens timides n'avaient employé que les anodins et mucilagineux, n'être que palliées et revenir ensuite. Elles ne disparaissent que par l'usage longtemps continué des Pilules aloétiques et de tisanes appropriées.

Dans le traitement de l'*asthme* et des *toux opiniâtres*, il est à propos d'ajouter au traitement que j'indique quelques plantes médicinales en tisanes. Ces plantes doivent être récoltées dans une saison propice et à des époques déterminées. Je regrette de ne pouvoir entrer dans de plus longs détails sur ce chapitre; mais l'exiguité de ce travail ne me le permet pas.

Dans certaines *maladies de la peau* occasionnées soit par âcreté, soit par surabondance de sang et viscosité des humeurs, les Pilules de santé trouvent un puissant auxiliaire dans les tisanes dépuratives de douce-amère, bardane, chicorée, fumeterre, etc., qui sont préférables à la salsepareille, dont le prix est coûteux et l'action problématique. Lorsque ces maladies sont arrivées à un tel degré d'intensité qu'elles apparaissent extérieurement, il importe d'ajouter au traitement dépuratif une pommade composée de sucs de végétaux unis aux corps gras, afin d'accélérer la guérison, qui ne résiste jamais à cette médication.

L'expérience m'a prouvé plus d'une fois que le règne végétal offrait assez de ressources à la médecine sans recourir au règne minéral.

Cependant, je suis loin de partager exclusivement l'opinion de ceux qui affirment que chaque pays doit fournir abondamment les plantes utiles à la guérison des maladies de ses habitants, parce que j'ai souvent trouvé en contradiction dans la pratique les auteurs de semblables assertions. D'ailleurs, quelques plantes exotiques m'ont été d'un puissant secours dans le traitement d'affections sérieuses qui avaient antérieurement résisté à l'emploi de plantes indigènes.

Personne ne révoquera en doute, par exemple, que le *Vulnéraire suisse* ou *Thé des Alpes*, qui vaut 50 centimes le rouleau, ne soit doué de propriétés plus efficaces lorsqu'il est recueilli dans les montagnes, que celui fabriqué dans l'intérieur de Paris ou ses environs. C'est ce qui m'a engagé à m'entendre avec des botanistes de la Suisse qui se livrent exclusivement à la récolte des plantes qui en forment la composition, et à en prendre un dépôt.

Les personnes sujettes au *crachement* ou *pissement de sang* s'abstiendront des Pilules de santé jusqu'à ce que ces premiers symptômes soient dissipés par l'emploi du Vulnéraire suisse, qui jouit d'excellentes propriétés pour combattre ces différentes affections. Les meilleurs auteurs le prescrivent à la dose d'une pincée dans une tasse d'eau bouillante ou infusion à la manière du thé : quatre petites tasses par jour suffisent ordinairement.

Un fait digne de remarque, c'est que le traitement des maladies par les simples ne réussit qu'autant que ces simples sont cueillis en temps opportun et à certaines heures.

C'est une thèse que j'émets ici, toute bizarre qu'elle puisse paraître à quelques personnes qui ont l'habitude de douter de tout ce qui est rationnel; et je suis prêt à la soutenir en apportant des preuves à l'appui. Je n'ai pas voulu, dans ce petit opuscule, citer des guérisons à l'aide du traitement que j'indique, par la raison qu'il ne convient pas toujours aux personnes guéries de se voir afficher, et que c'est un moyen mis trop souvent en pratique par les personnes qui abusent de la crédulité publique.

On ne saurait trop propager un bon remède et mettre les personnes charitables à même de porter quelques soulagements à l'humanité souffrante, en dépit des gens envieux et de ceux qui veulent se créer un honteux monopole de l'art de guérir.

En raison du millepertuis, de la bugle, de la sanicle, de la verge d'or, de l'aigremoine, de la véronique, de la prèle, de l'orvale, etc. etc., qui entrent dans la confection du Vulnéraire suisse, c'est un remède très-estimé contre les *contusions*, les *plaies*, les *ulceres*, les *douleurs rhumatismales*.

J'en ai toujours éprouvé d'heureux effets en l'employant en infusion intérieurement, ainsi que je l'ai indiqué plus haut, et extérieurement sous forme d'eau vulnéraire rouge.

Voici la manière de faire cette eau rouge : Prenez un rouleau de Vulnéraire suisse, vous le ferez infuser avec deux litres de bonne eau-de-vie dans un vase en grès bien bouché de liége, et recouvert à la partie supérieure d'un parchemin ou de plusieurs linges pliés en double. Vous le laisserez infuser durant quinze jours sur une fenêtre exposée au soleil; vous filtrerez ensuite et vous conserverez dans des fioles bouchées, pour l'usage.

Cette eau rouge est préférable aux eaux vulnéraires distillées qu'on débite dans le commerce.

Dans le traitement des plaies et coupures, on lave la partie malade avec de l'eau fraîche, après avoir rapproché les chairs, on arrose les compresses qui doivent l'envelopper avec cette eau rouge. On a soin de les humecter de temps à autre ; de cette façon, on peut être assuré d'une prompte guérison.

Avec l'emploi des Pilules de santé, on peut combattre les douleurs rhumatismales avec efficacité, en frictionnant les parties affectées, soir et matin, avec l'eau rouge. Il est à propos d'en imbiber un morceau de flanelle, de préférence à la paume de la main.

Une cuillerée à café d'eau rouge dans un demi-verre d'eau fraîche éclaircit la vue et calme les *maux d'yeux.* Il faut se laver les yeux et les paupières tous les matins avec ce collyre, ayant l'attention de se servir d'un petit linge en fil à cet effet.

Je terminerai cet opuscule, que j'aurais désiré étendre davantage, par cet avis, puisé à l'École de Salerne :

S'il n'est nul médecin près de votre personne,
Qui dans l'occasion puisse être consulté,
En voici trois que l'on vous donne :
Un fonds de belle humeur, un repos limité,
    Et surtout la sobriété.

Paris. — Imprimerie de Wittersheim, rue Montmorency, 8.

www.ingramcontent.com/pod-product-compliance
Ingram Content Group UK Ltd.
Pitfield, Milton Keynes, MK11 3LW, UK
UKHW021055120726
13693UKWH00006B/2636